Inhalt

Arbeitssucht

Workaholics und das Phänomen der Überlastung

Jutta Martin

Einleitung

Es ist strahlend blauer Himmel, herrlicher Sonnenschein, ein Sommertag wie aus dem Bilderbuch. Die Blumen blühen in den schillerndsten Farben, Vögel nehmen zwitschernd ein Sonnenbad, eindrucksvolle Schmetterlinge lassen sich bewundern und ein schattiges Plätzchen lädt zur Ruhe und Entspannung ein. Die malerische Landschaft ist faszinierend und man kann einfach nur die Natur genießen.
Viele von uns erleben bewusst diesen strahlenden Tag und erfreuen sich daran – aber eben nicht alle.
Es gibt Leute, die als Workaholics oder auch Arbeitssüchtige ihr Leben fristen und keine Freude an irgendeiner Art Freizeitgestaltung oder Erholung empfinden.
Schlimmer noch: sie leiden, wenn sie nicht arbeiten können, und fühlen sich wohl, wenn sie mit einer prall gefüllten Aktentasche inklusive Notebook und einem USB Stick voller Daten in den Feierabend, das Wochenende oder in den Urlaub starten.
Die gute Nachricht ist, dass es einen Weg daraus gibt. Darüber schreibt auch Stephan Wiesner in seinem Buch "Nicht glauben, ausprobieren: Vom Burnout zum Traumberuf (https://amzn.to/2MYS8zo). Es ist also noch nichts verloren, denn die Hoffnung stirbt zuletzt.

Der Begriff Workaholic stammt aus dem Englischen und stellt ein wissenschaftlich noch nicht vollständig erforschtes Phänomen dar. Die Menschen überlasten sich einfach und kennen dabei keine Grenzen mit steigender Tendenz. Heimtückisch ist, dass dieser Prozess schleichend ist.

Ein Workaholic heftet sich wie eine Klette an seine rastlose Beschäftigung, etwa vergleichbar wie Rauschgiftsüchtige an ihrer Nadel hängen.
Wenn nichts mehr geht, weil auch der stärkste Körper irgendwann streikt, dann kommen Probleme, die bis zum Tode führen können.

Ein Spruch unbekannter Herkunft bringt es auf den Punkt:

„Du kennst die Blumen nicht, die duften.
Du kannst nur rackern und schuften.
So gehen sie hin die schönen Jahre,
bis du dann liegst da auf der Bahre.
Und hinter dir grinst dann der Tod.
Du hast dich kaputtgerackert, du Idiot."

Bevor ich im letzten Kapitel meine eigene Geschichte erzähle, berichte ich davor noch kurz von Michael. Es ist eine wahre Geschichte aus dem Leben, die mit Euphorie begann und ein trauriges Ende nahm. Sei gespannt.

Für wen ist dieser Ratgeber?

Kennst Du die 20 frühen Warnsignale für Workaholics?

Gehörst auch Du zu den Personen, die ihre Arbeitszeit durch Überstunden locker verdoppeln?
Gehörst auch Du zu den Personen, die sich nur wohlfühlen, wenn sie mit fetten Aktenstapeln in den Feierabend, das Wochenende oder den Urlaub starten?
Du hast keine Zeit, etwas mit Deiner Familie zu unternehmen, Dich mit Freunden, Bekannten oder Nachbarn zu treffen, weil es nie passt:

1. wichtiger Termin
2. ganz wichtige Arbeit
3. organisatorische Aufgaben
4. neue Projekte
5. Vortrag ausarbeiten
6. wichtige Korrespondenz erledigen
7. neues Konzept testen
8. außerordentliche Besprechung
9. Vorbereitung auf die nächste Woche
10. Überstunden
11. schlechtes Gewissen, wenn Du nichts tust
12. keine Freizeit
13. keine Kontaktpflege
14. keine sportlichen Aktivitäten
15. schädliche Essgewohnheiten

16. nicht entspannen und abschalten können
17. Sinn und Effektivität der Arbeit werden nicht hinterfragt
18. Arbeit delegieren geht gar nicht
19. die innere Stimme wird einfach ignoriert
20. arbeiten, damit es Dir gutgeht!

Solltest Du Dich in dieser Aufzählung selbst entdecken, ist es höchste Zeit für eine grundlegende Veränderung in Deinem Leben.

Willst Du alles im Leben an Dir vorüberziehen lassen und verpassen und die wertvolle Lebenszeit weiter vergeuden?

Möchtest Du das wirklich bis zum Ende Deines Lebens zulassen?

Wenn Du diese Frage mit JA beantwortest, so ist Dir nicht zu helfen, denn dann bist Du schon tot bevor Du stirbst.

Lies dann bitte nicht weiter, weil Du eigentlich nicht mehr lebst.

Wenn Du diese Frage mit NEIN beantwortest, so findest Du Anregungen und Tipps für eine Veränderung, wenn Du diese auch wirklich willst, und die es Dir ermöglichen können, in ein normales Leben zurück zu finden.

Dann wirst Du hoffentlich eine Renaissance Deines einstigen und in Vergessenheit geratenen Lebens erleben und wieder lernen, es in vollen Zügen genießen zu können.

Wenn Du die einfachen Geheimnisse, mit denen Du sofort mehr Freude in Dein Leben ziehst, für Dich nutzen möchtest, dann lies diesen Ratgeber.

Du wirst lernen, wie Du endlich Deine größten Blockaden ein für alle Mal auflöst und wie Du endlich den wirklichen Erfolgshahn aufdrehst und das Glück zum Fließen bringst.

Gib Dich nicht mit so viel weniger zufrieden, als Du tatsächlich haben kannst.

Lerne, wie Du aus Deiner eigenen Energietankstelle Deinen Körper täglich neu mit positiver Energie fluten kannst.

Wenn Du mehr Lebensqualität und auch mehr Geld möchtest und dabei weniger arbeitest, dann ist dieses Buch genau das Richtige für Dich.

Dieser Ratgeber wird Deine Lebensqualität für immer zum Positiven verändern, wenn Du es zulässt. Du wirst es lieben.

Ich wünsche Dir viele gute Erkenntnisse beim Lesen des Buches!

12 Symptome, die Dir verraten, ob Du ein Workaholic bist

1.
Egal, ob Du mit der Familie am Strand liegst, auf einer Geburtstagsfeier oder im Urlaub bist, Deine Gedanken sind ständig bei der Arbeit.
Du hast immer das Handy oder das Notebook dabei und bist einfach nicht fähig abzuschalten.

2.
Durch ständige Arbeit versuchst Du, belastende oder familiäre Dinge zu verdrängen.
Emotionalen Stress willst Du einfach durch Arbeit abbauen.

3.
Du nimmst Extra Arbeit an, weil Du befürchtest, dass diese sonst nicht erledigt wird.

4.
Du nimmst Dein Essen nicht entspannt und genussvoll ein, sondern liest und arbeitest nebenbei.

5.
Insgeheim hast Du Angst, Deinen Job zu verlieren, wenn Du nicht hart arbeitest.

6.
Du wirst nervös, wenn Du gebeten wirst, die Arbeit zu beenden und etwas anderes zu tun.

7.
Du wirst schnell mit Menschen ungeduldig, bei denen die Arbeit nicht an erster Stelle steht.

8.
Freizeit – ich doch nicht! Acht Stunden Arbeit am Tag reichen Dir nicht mehr und Du erhöhst locker auf zwölf Stunden und mehr.

9.
Wenn Du nicht arbeiten kannst, leidest Du emotional und psychisch. Während andere nach Feierabend die Beine hochlegen, kannst Du es kaum erwarten, Akten zu wälzen oder den PC hochzufahren.

10.
Familienmitglieder und Freunde werden stark vernachlässigt. Kollegen stehen im Vordergrund.
Partner, Kinder oder soziale Aktivitäten sind Fehlanzeige.

11.
Erfolglose Arbeit ist unerträglich für Dich. Deshalb legst Du eine Extraschicht ein.

12.
Auf Dauer ist das eine extreme Belastung für den Körper, die Du nicht bewusst wahrnimmst. Dadurch können auch schon mal Termine verschwitzt werden.
Als Folge der ständigen Arbeit stellen sich Probleme hauptsächlich mit der Gesundheit ein und ein Gang zum Arzt ist oft unvermeidbar.

Sollten vier oder mehr Symptome auf Dich zutreffen, kannst Du davon ausgehen, dass Du Workaholic bist.

7 einfache Schritte vom Workaholic zum Workeuphoric

Dieser Ratgeber ist für Menschen, die bereit sind für Veränderungen und endlich aufgewacht sind oder auch wissen, dass etwas in ihrem Leben eine Veränderung wert ist.

1.
Nehme jetzt die Chance wahr und lass Dich zum Nachdenken und Handeln inspirieren.

2.
Durch ständige Arbeit versuchst Du, belastende oder familiäre Dinge zu verdrängen.
Emotionalen Stress willst Du einfach durch Arbeit abbauen.
Versuche, einen Teil der Arbeit durch andere Dinge wie beispielsweise Sport oder Hobby zu ersetzen.

3.
Nehme wieder teil am Leben und habe Spaß und Freude an dem, was Du tust.

4.
Betrachte diesen Ratgeber als Anfang für einen Wiedereinstieg in ein glückliches, gesundes und wirklich erfülltes Leben.

5.
Lerne Deine innere Einstellung zu ändern.

6.
Lerne wieder Verantwortung für das eigene Wohlergehen und Deine Gesundheit zu übernehmen.

7.
Finde den Sinn Deines Lebens und lerne, der Mensch zu sein, der Du wirklich bist. Dazu musst Du das vermeintliche Ich gegen Dein wahres Ich eintauschen.

#Du kannst dem Leben nicht mehr Tage geben – aber dem Tag mehr Leben.# (Sprichwort)

Ich wünsche Dir, dass man Dich eines Tages für Deine Ausgeglichenheit bewundert und ich wünsche Dir natürlich ein glückliches, erfülltes und gesundes Leben in Balance und Fülle, bevor Du diese Welt für immer verlassen wirst.

Wache auf, bevor es zu spät ist!

Der Arbeitssüchtige oder auch Workaholic

Entscheidend beim Workaholic ist der Glaubenssatz.
Er glaubt fest daran, dass er nichts wert ist und nicht geliebt wird, wenn er nicht viel leistet.

Betroffene sind oft Jüngere in höheren Positionen, Manager und Freiberufler aber teilweise auch ganz normale Sekretärinnen, Verkäuferinnen oder Angestellte.
Selbst Hausfrauen kann es treffen, bei denen es einfach unter Putzfimmel abgetan wird.
Workaholics sind also sowohl Männer als auch Frauen.

In der Regel ist die Tätigkeit von Workaholics überwiegend sitzend, was meist weder dem Rücken noch dem Gewicht gut tut.
Hinzu kommt, dass zu wenig Bewegung zur Rückbildung der Muskulatur und zu einer eingeschränkten Leistungsfähigkeit der verschiedenen Organsysteme führt.
Die Fitness wird unter Umständen durch die Arbeit sehr eingeschränkt.
Wer aber fit ist, wird seltener krank.

Und wie sieht es bei Workaholics mit der Sexualität aus, also mit netten Worten, Zärtlichkeit oder sexuellen Praktiken?

Es ist erwiesen, dass die Sexualität des Menschen seine persönliche Entwicklung und sein Wohlbefinden stimulieren, ein Glücksgefühl hervorrufen.

Dieses Glücksgefühl wird Workaholics aber als Belohnung für ihre geleistete Arbeit bereits vorgegaukelt.
Demzufolge haben sie an sexuellen Kontakten nicht das vordergründige Interesse.

Einige leiden auch unter psychischen Störungen wie zum Beispiel der Aufmerksamkeitsdefizit-/Hyperaktivitätsstörung, kurz unter ADHS bekannt.
Diese Personen sind besonders anfällig für Suchtverhalten.

Ein Teil der Workaholics leidet aber auch unter Angststörungen, Zwangsneurosen oder Depressionen.
Es taucht die Angst auf, ersetzbar zu sein oder auch die Angst vor dem Versagen.
Da hilft die Arbeit, von Zwangsstörungen abzulenken.
Die Arbeitssucht ist schlicht und einfach eine Flucht und die Arbeitswelt ein sehr gutes Alibi, um sich im privaten Bereich nicht weiter engagieren zu müssen.

Schlechte Laune und Unruhe bis hin zur Panik im Extremfall können Anzeichen der Sucht sein.

Gesundheitliche Beeinträchtigungen äußern sich beispielsweise in urplötzlichen Allergien, Depressionen, Magenreizungen bis hin zum Magengeschwür, Herzrhythmusstörungen oder gar Herzinfarkt.
Nach einem Herzinfarkt ist das Leben nie wieder wie zuvor!

Ein Totalzusammenbruch des Kreislaufs, der sich physiologisch nicht erklären lässt, kann die Folge der

Überlastung, Überforderung und der persönlichen Anspannung sein.

In der westlichen Gesellschaft wird viel arbeiten als positiv bewertet. Die betroffenen Menschen werden von den Chefs gelobt und hervorgehoben, weil sie zwölf Stunden und mehr arbeiten und rund um die Uhr per E-Mail oder Handy erreichbar sind.
Von Kollegen werden sie eher gefürchtet.

Nicht jeder, der viel und gerne arbeitet, muss gleich ein Workaholic sein.
Es gibt da einen gewaltigen Unterschied zwischen Workaholic und Vielarbeiter.
Es gibt Menschen, die mit Leidenschaft und Engagement ihren Beruf meistern und große Dinge bewegen möchten, um im Leben mehr zu erreichen: Lifestyle. Das ist völlig in Ordnung.

Auch Geringverdiener sind oft dazu gezwungen, mehrere Jobs anzunehmen, um über die Runden zu kommen. Vielarbeiter können nach der Arbeit abschalten und ihre Freizeit gestalten. Der Workaholic kann das nicht.

Wenn allerdings mindestens vier von den zwölf Symptomen aus dem vorigen Kapitel auf Dich zutreffen, gehörst Du zu den Workaholics und Du solltest dann bedenken, dass das viele Arbeiten manchmal bis zum bitteren Ende geht:

Tod durch Überarbeitung!

Von den Japanern wurde dafür sogar ein spezielles Wort kreiert:

KAROSHI

plötzlicher berufsbezogener Tod
schuften bis zum Umfallen
Tod durch Überarbeitung

Als Todesursache sind es dann häufig Herzinfarkt, Hirnblutung oder Schlaganfall, die durch Stress ausgelöst wurden.

Willst Du so enden?

Die Sucht

Suchtstörungen entstehen häufiger bei Menschen, die einen schlechten Start ins Leben hatten.
Es sind Menschen, denen etwas gefehlt hat, Menschen, die nicht ausreichend bemuttert wurden, oft alleine waren, viel zu wenig Körperkontakt hatten und wenig oder gar keine Streicheleinheiten bekamen.
Keiner hat sie getröstet, wenn sie hingefallen sind und sich verletzt hatten.
Sie bekamen nicht das Gefühl mit auf den Weg, dass jemand für sie da ist, sie beschützt, zusammen mit ihnen spielt und lacht.
Es stand quasi keine Bindungsperson zur Verfügung wie beispielsweise bei Kindern von drogen- oder alkoholkranken Müttern oder Heimkindern.

Synonyme für Sucht sind Abhängigkeit, Begierde, Besessenheit, Drang, Fieber, Gelüst, Gier, Hang, Hemmungslosigkeit, Hunger, Laster, Manie, schlimme Angewohnheit, Triebhaftigkeit, Verlangen, Vorliebe oder auch Wunsch.

Von Sucht spricht man, wenn das Verlangen die Vernunft besiegt.

Was sagt Wikipedia?

Abhängigkeit, umgangssprachlich auch Sucht genannt, bezeichnet ein unabweisbares Verlangen nach einem bestimmten Erlebniszustand. Die Kräfte des Verstandes werden diesem Verlangen untergeordnet.

Dieses unabweisbare Verlangen beeinträchtigt die freie Entfaltung der Persönlichkeit und zerstört die sozialen Bindungen und sozialen Chancen eines Individuums.

Der Begriff Sucht existierte im offiziellen Sprachgebrauch der Weltgesundheitsorganisation (WHO) von 1957 bis 1963. Danach wurde er zunächst durch *Missbrauch* und *Abhängigkeit* ersetzt.

Schließlich wurde nach 1969 das Missbrauchs Konzept zugunsten vier definierter Klassen des Gebrauchs unterworfen:

1. *Unerlaubter Gebrauch* ist ein von der Gesellschaft nicht tolerierter Gebrauch.

2. *Gefährlicher Gebrauch* ist ein Gebrauch mit wahrscheinlich schädlichen Folgen für den Konsumenten.

3. *Dysfunktionaler Gebrauch* liegt vor, wenn psychische oder soziale Anforderungen beeinträchtigt sind.

4. *Schädlicher Gebrauch* hat bereits schädliche Folgen (Zellschäden, psychische Störungen) hervorgerufen.

Aufgrund dieser WHO Klassifikation sind missbräuchliche und abhängige Konsumenten im sozialrechtlichen Sinne Krankheiten mit Rechtsstatus.

Abhängigkeit bedeutet, dass man süchtig, verfallen, hörig und geknechtet ist. Es ist eine Angewohnheit, die in die Versklavung führt. Man wird Sklave seiner Begierde und begibt sich in den hemmungslosen Zwang einer Knechtschaft. Es ist eine hemmungslose Schwäche, die einen hemmungslos knechtet.

Von Alkohol, Drogen, Glücksspiele, Nikotin oder Tabletten beispielsweise kann man abhängig werden. Das ist allgemein bekannt. Oft versuchen die Betroffenen diese Süchte zu verheimlichen.

Der Alkoholiker wird zum Entzug geschickt.

Der Workaholic wird befördert, obwohl er oft nur kurzfristig gute Leistungen liefert.

Wenn Du Workaholic bist, bist Du Sklave Deiner Arbeit Besessenheit und nimmst am realen Leben kaum noch teil!

Was Du über Arbeitssucht wissen solltest

Was bedeuten Workaholic und Arbeitssucht?

Die sogenannte Arbeitssucht heißt im Englischen *Workaholism* und ist aus den englischen Wörtern *work* und *alcoholism*, deutsch Arbeit und Alkoholismus, entstanden.

Arbeitssucht bezeichnet das Krankheitsbild eines arbeitssüchtigen Menschen, der für sein vermeintliches Wohlbefinden, für seine Zufriedenheit und seinen scheinbaren Erfolg von der Ausübung seiner Arbeit abhängig ist. (Wikipedia)

Die Arbeitssucht ist heimtückisch, weil es oft Lobe und Beförderungen für den Arbeitseinsatz gibt, was zu noch mehr Arbeit motiviert.

Nicht jeder , der viel arbeitet, ist ein Workaholic, weil man die Arbeitssucht nicht an der Anzahl der Stunden bemessen kann.
Entscheidend ist was sich im Kopf abspielt.
Manche müssen viel arbeiten, um überhaupt über die Runden zu kommen, können aber nach der Arbeit abschalten.
Auch gibt es motivierte Vielarbeiter, die wirklich Spaß an der Arbeit haben und gleichzeitig ihre Freizeit genießen können.

Der Workaholic flüchtet in Arbeit, um unangenehmen Situationen auszuweichen oder Konflikte zu vermeiden und geht dabei bis an sein Limit.
Der Drang eines Workaholic zum Perfektionismus kostet ihn viel Kraft und Energie.
Der Workaholic kann sehr schlecht bis gar nicht delegieren, will alles selbst erledigen und setzt sich dadurch unter Druck.
Sein Wert als Mensch definiert sich für einen Workaholic nur über Leistung.
Dabei ist er nicht in der Lage einzuschätzen, dass 20 % seiner Arbeitszeit ihm 80 % seiner Leistung bringen könnten (Pareto Prinzip 80-zu-20-Regelung, die besagt, dass 80 % der Ergebnisse mit 20 % des Gesamtaufwandes erreicht werden).

Der überdurchschnittliche Arbeitseinsatz führt mehr und mehr zu einem krankhaftem Suchtverhalten.
Der Workaholic ist einfach süchtig nach Arbeit.
Die moralische Idealisierung von der Arbeit ist die Wurzel des Übels. Oft ist es ein schleichender Prozess durch Stress bedingt.
Statt sich an eine vertraute Person zu wenden, um den Druck abzubauen, wird nach Ersatzlösungen gesucht, weil eine nahe Person nicht vorhanden oder greifbar ist.
Man greift auf ein Suchtmittel zurück und empfindet kurzzeitig Entspannung.
Leider bleibt es oft nicht bei einer Sucht, der Arbeitssucht, Tabletten, Nikotin, Alkohol und andere Suchtmittel gesellen sich gerne dazu, um dem Druck gegenzusteuern.

Meistens wiederholen sich die Situationen vielfach: man hat Stress, möchte den Druck loswerden und greift auf seine „Helfer“ oder „Stresslöser“ , nämlich die Suchtmittel, zurück. Es entwickelt sich schleichend eine Abhängigkeit. Überwiegend betroffen sind selbstständig Tätige und Menschen in Führungspositionen aber auch Menschen in ganz verschiedenen Branchen.
Männer und Frauen neigen gleichermaßen zum Workaholic. Arbeiter mit einem zeitlich festgelegten Dienstplan sind seltener davon betroffen.
Den typischen Workaholic gibt es nicht, weil jede Geschichte anders ist.

In unserem täglichen Gebrauch verwendet man das Wort *Workaholic* oft für Menschen, die zwar viel arbeiten, aber von dem eigentlichen Suchtverhalten noch weit entfernt sind.
Richtige Workaholics sind krank und müssen möglichst frühzeitig betreut werden.
Sie sind viel beschäftigt, haben ständig etwas zu tun und denken nur an die Arbeit. An anderen Dingen können sie sich wenig erfreuen.
Das Leben, das sie führen, ist wenig erstrebenswert.
Der übermäßige Stress, dem sie sich ausliefern, setzt der geistigen, körperlichen und emotionalen Gesundheit sehr zu.
Eine Veränderung wäre dringend notwendig, weil einfach keine positive Entwicklung festzustellen ist. Es ist ein Treten auf der Stelle. Die alten Muster und Gewohnheiten behindern den Workaholic und holen ihn immer und immer wieder ein.

Leere und Stagnation in der Partnerschaft und im Beruf sind oft die Folge.
Die Arbeitssucht stellt für Workaholics ein ernsthaftes Problem dar.
Die Lebensqualität ist abhanden gekommen.

Auf Workaholics treffen folgende Punkte zu, wenn sie regelmäßig, also ständig wiederkehrend, sind:

#
Sie reden im privaten Umfeld ständig über Arbeit.

#
Sie arbeiten permanent über die normale Arbeitszeit hinaus und gerne auch am Wochenende.

#
Der Berg an Arbeit wächst mit jeder Überstunde, und statt Licht am Ende des Tunnels zu sehen, verdunkelt sich dieser weiter.

#
Sie verzichten auf die Mittagspause, weil sie ja so viel Arbeit haben.

#
Dienstliche E-Mails werden auch außerhalb der Arbeitszeit gecheckt.

#
Sie fühlen sich oft müde, erschöpft und manchmal richtig ausgelaugt.

#
Sie werden unruhig, wenn es mal nichts zu tun gibt.

#
In Gedanken sind sie ständig mit der Arbeit beschäftigt.

#
Über private Dinge können sie sich nicht oder nur wenig freuen.

#
Als Entspannungshilfen nutzen sie Süßigkeiten, Alkohol, Schlaftabletten oder auch andere Suchtmittel.

#

Um wach zu bleiben nehmen sie Aufputschmittel.

#
Workaholics achten nicht auf ihre Erholung und wollen auch keinen Ausgleich.

Das Wort Workaholic wird oft für Menschen verwendet, die zwar viel arbeiten aber nicht das typische Suchtverhalten aufweisen.
Schätzungsweise sind etwa 500.000 Deutsche süchtig nach Arbeit.

Die Menschen überlasten sich grenzenlos in jeder Hinsicht bis zum Zusammenbruch, den wir heutzutage unter dem Begriff Burnout kennen.

Das ist Raubbau am eigenen Körper.

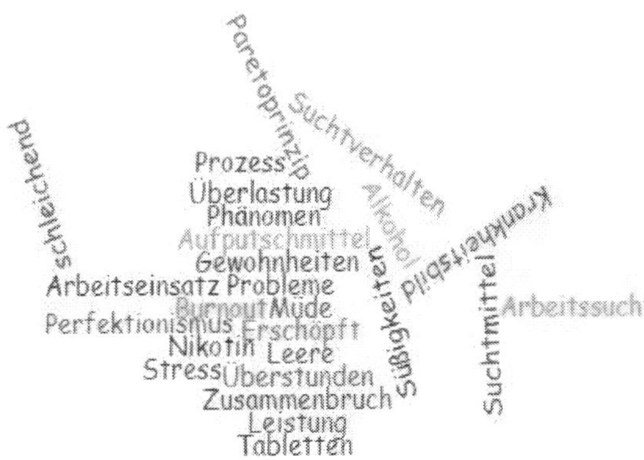

Wie kommt es zu diesem Phänomen namens Workaholic?

Da die Arbeitssucht wissenschaftlich noch nicht umfassend erforscht ist, gibt es nur Erfahrungswerte, die als mögliche Ursachen in Frage kommen.

Finanzielle und materielle Gründe werden nahezu ausgeschlossen.

Im Vordergrund stehen emotionale Gründe, die ihre Wurzeln durchaus schon im Kleinkindalter haben können.
Machen Kinder etwas besonders gut, werden sie gelobt und belohnt.
Gelingt ihnen etwas nicht gleich, erfahren sie oft das Gegenteil und werden bestraft und getadelt.
Lob und Anerkennung setzen sich in den dann folgenden Lebensabschnitten fort.
Viele Menschen sind dafür besonders empfänglich und gieren regelrecht nach Lob und Anerkennung.
Begünstigt wird diese Tatsache durch die Medien und die Arbeitswelt.
Die Medien sorgen zum Beispiel durch Castingshows für Anerkennung und Bewunderung der Sieger.

Die Arbeitswelt honoriert Leistung und Einsatzbereitschaft durch Lob, Ehrungen, Beförderung oder Gehaltserhöhung.
Leistungsbereitschaft wird in der westlichen Welt sehr geschätzt.
Arbeitgeber erkennen die ständige Erreichbarkeit über Smartphone und Internet sehr an und greifen auf diese Art teilweise schon sehr heftig in die Privatsphäre ein.

So wird die Saat für den Workaholic ausgestreut. Aber auch Ängste, die durch Arbeitseifer ausgeglichen werden, gelten als mögliche Ursachen Arbeitskranker. Der berufliche Aufstieg wird allmählich zum Abstieg im persönlichen Leben.

Ein Workaholic identifiziert sich mehr mit seiner Arbeit als mit seiner Familie, obwohl er natürlich für seine Familie arbeitet, sich aus seiner Sicht für die Familie aufopfert. Verheiratet ist er mit seiner Arbeit, die absolut an erster Stelle steht.
Die Familie kommt erst lange nach seiner Arbeit.

Eine weitere Ursache kann auch darin liegen, dass beispielsweise junge Leute sich vornehmen, 10 bis 20 Jahre voll durchzuarbeiten, um danach kürzer treten zu können. Da sich aber im Laufe der Jahre ihr Denkmuster „jeden Tag hart arbeiten“ eingebrannt hat, schaffen sie den Absprung nicht und arbeiten hart weiter.
Diese gewohnheitsmäßige Denkweise hindert sie daran, ein wirklich erfülltes Leben zu leben.

Workaholics arbeiten viel und kommen meist nicht von der Stelle.
Freiheit, Glück und Lebensqualität sind weit entfernt. Es bleibt keine Zeit, die schönen Dinge des Lebens zu genießen.

Die Ursachen sind:

#
Perfektionismus

#
fehlende Zielklarheit,

#
verzetteln auf zu vielen „Baustellen“,

#
keine strategische Vorgehensweise (Try and Error),

#
negative Glaubenssätze wie beispielsweise „das schaffe ich sowieso nicht“,

#
die innere Einstellung lässt ein Leben ohne Arbeit einfach nicht zu,

#
gewohnheitsmäßige Denkweise (jeden Tag hart arbeiten).

Wer gestresst ist, arbeitet oft uneffektiv und verliert den Überblick. Dabei tappen die Workaholics in eine Falle, die Stress, Hektik und Zeitmangel hervorruft.

Oft sind Burnout oder sogar ein Herzinfarkt die Folge.

Lebensfreude und Lebensqualität sind in unerreichbarer Ferne.

Es ist eine Illusion, dass man mit immer mehr Arbeit auch mehr Geld und Lebensqualität erzielt.
Genau das Gegenteil ist der Fall. Die Folgen sind Stress, Zeitmangel und Schädigung der Gesundheit.
Dennoch wird der eingeschlagene Weg kontinuierlich verfolgt, obwohl er nicht zum Ziel führt.

„Nachdem wir das Ziel endgültig aus den Augen verloren hatten, verdoppelten wir unsere Anstrengungen."
(Mark Twain prägte diesen Satz).

Dabei ist es völlig unsinnig, einen Weg zu verstärken, der zu keinem guten Ergebnis führt.
Wenn das Denkmuster „jeden Tag hart arbeiten" nicht geändert wird, so bleibt das ein ganzes Leben so.
Die innere Einstellung verhindert ein normales und entspanntes Leben.
Abends ist man müde und hat so das trügerische Gefühl, etwas „geschafft" zu haben.
Die Arbeit wird mit dem Leben verwechselt.

Eine der Hauptgründe, warum Reiche immer reicher werden und Arme immer ärmer ist der, dass die wirklich Reichen weniger Stress haben und eine völlig andere Lebenseinstellung vor allem auch zum Thema Geld haben.
Durch ihre Entspanntheit und innere Ruhe haben sie einfach den besseren oder überhaupt einen Überblick.

Die täglichen und immer neuen Herausforderungen durch immer schneller eintretende Veränderungen bereiten vielen Menschen Probleme.
Viele wollen mithalten, gieren nach Anerkennung und dem Gefühl, gebraucht zu werden oder denken, dass sie sich mit ihrem Engagement unersetzlich machen.
Das ist einfach ein fataler Irrglaube, denn jeder ist ersetzbar.

Um den täglichen Kampf auf der Arbeit und in der Familie zu meistern, werden viele daran gehindert, an sich selbst zu denken und Lebensqualität zu schaffen und zu genießen.
Irgendwann können sie diese rasanten Veränderungen und ihre hohe Einsatzbereitschaft physisch und psychisch nicht mehr verkraften und machen dicht, werden krank, entlassen und fallen in ein tiefes Loch.

Die 4 Typen und 4 Phasen

Der Wirtschaftspsychologe Stefan Poppelreuter leitet eine Studie zum Thema Arbeitssucht.
Er unterscheidet vier Typen von Arbeitssüchtigen:

1. der entscheidungssichere Arbeitssüchtige

2. der überfordert-unflexible Arbeitssüchtige

3. der verbissene Arbeitssüchtige

4. der überfordert-zwanghafte Arbeitssüchtige

Abgesehen von den vier Typen ist der Workaholic von zwei widersprüchlichen Mustern geprägt.
Auf der einen Seite steht das zwanghafte Arbeiten und auf der anderen Seite die Aufschieberitis.

Die Ursache dafür ist der Perfektionismus, der den Workaholic beherrscht. Dadurch geht wertvolle Zeit verloren. Er verliert den Überblick für die wirklich wichtigen Aufgaben, die er eigentlich erledigen sollte. Dadurch wird der Berg an unerledigten Aufgaben immer größer und der Druck steigt.

Grundsätzlich kann man den Übergang vom Vielarbeiter zum Workaholic in vier Phasen unterteilen.

1. Phase

Der Workaholic hat Spaß an der Arbeit, erledigt diese auch gut und erhält dafür Lob und Anerkennung.
Zufriedenheit stellt sich ein und er verspürt den Wunsch, noch mehr leisten zu wollen.
Langsam beginnt der Workaholic auch in seiner Freizeit an die Arbeit zu denken.

2. Phase

Die gesamte Energie wird in die Arbeit gesteckt.
Der Workaholic fängt an, nach Ausreden für seinen übertriebenen Arbeitseinsatz zu suchen wie beispielsweise krankheitsbedingter Ausfall eines Kollegen, wichtigen Termin einhalten oder unbedingt bis morgen eine äußerst dringende Präsentation erstellen.
Als Folge werden Familie, Freunde und Freizeitaktivitäten vernachlässigt.
Allmählich machen sich Ungeduld, schnelle Reizbarkeit und Aggressivität breit. Das sexuelle Verlangen lässt erheblich nach.
Es tritt Erschöpfung ein.
Wenn man in dieser Phase ehrlich mit sich selbst ist und die Situation erkennt, hat man noch eine Möglichkeit, die Reißleine zu ziehen.

3. Phase

Hier befinden wir uns bereits in der chronischen Phase.
Ein Entkommen ist so gut wie ausgeschlossen.

Es steht nur noch die Arbeit im Vordergrund, alles andere ist weitgehend ausgeblendet.
Der Workaholic hält sich für unersetzlich und belastet sich mit immer mehr Aufgaben.
Sein Privatleben hat so gut wie keine Bedeutung mehr für ihn.
Gesundheitliche Probleme fangen an, sich breit zu machen.
Sexuelles Verlangen ist nicht mehr existent.
Häufig stellen sich in dieser Phase Angstzustände, Depressionen oder Herz-Kreislauf-Störungen ein.
Der Workaholic merkt, dass etwas nicht stimmt, kommt aber in der Regel nicht darauf, dass er ein Arbeits Junkie ist.
Die Arbeit ist zur Droge geworden.

4. Phase

Der Endpunkt ist erreicht, es geht nichts mehr.
Die Leistungsfähigkeit ist beim Nullpunkt angelangt und der Gang zum Arzt ist unvermeidbar.
Dem Arbeiten wird durch Krankheit ein Ende gesetzt.

Der Workaholic wird vom bewunderten Vielarbeiter zum Patient!
Entzugserscheinungen bei Workaholics erkennt man daran, dass er gereizt bis unausstehlich, nervös und unkonzentriert ist.
Seine Gedanken drehen sich nur um die Arbeit.
Da seine Leistungsfähigkeit aber rapide abgestürzt und er innerlich total ausgebrannt ist, kann er seine Sucht nicht mehr ausleben.
Das ist natürlich das Schlimmste, was einem Süchtigen passieren kann.

Ein Wiedereinstieg in das Arbeitsleben gestaltet sich als schwierig bis unmöglich.

Wie kommst Du da raus?

Wie bei jeder Sucht muss auch der Workaholic sich eingestehen, dass er ein Suchtproblem hat.
Er erkennt endlich, dass sein normaler Alltag nur noch aus dem Job besteht und er eben ein ernsthaftes Problem hat.

Wenn Du ein Workaholic bist, hast Du Dir diese Tatsache bereits insgeheim eingestanden und nach Hilfe im Internet gesucht.
Schließlich bist Du auf diesen Ratgeber gestoßen und hast damit schon eine große Hürde genommen.
Jetzt musst Du weiter aktiv werden, denn nur vom Lesen ist Dein Problem noch nicht gelöst.
Sicher wird Dir jetzt einiges klarer erscheinen, aber Du musst ins Handeln kommen.
Es gibt schließlich auch noch ein Leben vor dem Tod!

5 Schritte

1. Schritt

Mache eine Inventur!

Du hast erkannt, dass Du arbeitssüchtig und somit krank bist.

Das ist absolut wichtig, dass diese Selbsterkenntnis da ist, denn sonst kann Dir keiner helfen.
Du hast das verstanden, sehr gut.

Vermeide Selbstkritik, Selbsthass und Ungeduld, denn mit Schuldgefühlen und Selbstbestrafung unterdrückst Du Deinen positiven Ansatz.

Verstehe die Erfahrung mit der Arbeitssucht nur als Zwischenstation und finde Deine wahre Lebensaufgabe. Stelle Dir dazu die richtigen Fragen:

Wie möchte ich gerne leben?

Wie möchte ich mich fühlen?

Was will ich wirklich haben?

Wie kann ich das erreichen?

Jede Veränderung beginnt bei Dir selbst. Deshalb finde Deine richtige Einstellung, um wieder echte Freude in Dein Leben zu ziehen.

Denke und tue neue, andere Dinge als bisher und bringe Deine Gewohnheiten auf eine neue Ebene. Du wirst NEUE Ergebnisse erzielen.
Gewinne Zielklarheit für Dein Leben. Dazu musst Du ganz genau wissen, was Du wirklich willst.

Denke langfristig und lasse Dich auch von Krisen nicht stoppen.

Beherrsche Dein Leben statt Sklave der Arbeit zu sein.

Entwickle eine klare Vision von Deinem Leben, damit Du wieder ein freies und glückliches Leben führen kannst. Nutze dazu die Kraft Deiner Gedanken, denn Gedanken sind Wirklichkeit.

Die innere Einstellung zu ändern, ist die Voraussetzung dafür, nicht in die alte Schiene zurück zu fallen.
Dein Unterbewusstsein und Deine Gedanken sind die Grundlage, um neue Ziele zu erreichen.
Jeder Gedanke ist Wirklichkeit! Deshalb solltest Du Deine Gedankenkraft richtig einsetzen, um wieder Freude und Spaß in Dein Leben zu ziehen.

Deine Gedanken sind die Ursache dafür, wie Du Dich fühlst und was Du erreichen möchtest.

„Die Materie folgt dem Geist.“ Das sagte bereits Albert Einstein.

Schule Deine Vorstellungskraft, um Dein Unterbewusstsein jetzt für Deine neu gesetzten Ziele einzusetzen.
Nutze die Macht des Unterbewusstseins tagtäglich und konzentriere Dich zunächst nur auf ein Ziel und erkenne Deine blockierenden Glaubenssätze wie beispielsweise:

„Ich bin nur was wert, wenn ich viel arbeite.“

„Ich muss hart arbeiten, um Anerkennung zu bekommen.“

„Ohne mich geht gar nichts.“

Nur bewusstes Denken und Handeln sind Dir nützlich, um Deine Ziele zu erreichen.

Damit Du Deinen richtigen Weg findest, empfehle ich Dir ein ganz spezielles Coaching von dem erfolgreichen Autor und Coach Wolfram Andes: *Andes-Erfolgs-Coaching* (http://bit.ly/2wyUs5J).

Mache mehr aus Dir und Deinem Leben und erlebe, wie Deine Kinder bewundernd zu Dir aufschauen und stolz auf Dich sind. Lerne in diesem Coaching sofort umsetzbare Dinge, die es Dir ermöglichen, Dein optimales Potential abzurufen, um Dinge in Deinem Leben zu verwirklichen, von denen Du früher nicht einmal zu träumen gewagt hast. Dieses Coaching sprengt Deine Blockaden und verhilft Dir endlich zu Deinem ganz persönlichen Durchbruch.

Möchtest Du erst mal kein Coaching in Anspruch nehmen, dann versuche so locker wie möglich zu sein und setze nach und nach die Tipps aus diesem E-Book um.

Vertraue Dich dann am besten Deinem Hausarzt an und erzähle ihm den ganzen Leidensweg.
Er wird volles Verständnis für Dich zeigen und wissen, was zu veranlassen ist, wenn Du ihm wirklich die ungeschminkte Wahrheit von Beginn an erzählst.
Sei Dir gegenüber ehrlich und berichte Deinem Hausarzt, wie es angefangen und sich weiterentwickelt hat und wo Du jetzt stehst.
Er wird Dir aufmerksam zuhören und letztendlich eine Therapie vorschlagen, weil Du ernsthaft krank bist.

Mit einem einzigen Arztgespräch bist Du natürlich nicht geheilt. Das muss Dir auch klar sein, denn der Weg zum Workaholic hat ja auch seine Zeit gedauert und kam nicht von heute auf morgen.
Also habe Geduld mit Dir und lasse Dir helfen.

2. Schritt

Eine Therapie wird Dein Freund.

Nach diesem extremen Stress, dem Du ausgesetzt warst, musst Du erst mal völlig runtergefahren werden.
Bedauerlicherweise gibt es weder ausgebildete Therapeuten noch spezielle Kliniken, die voll auf Workaholics ausgerichtet sind.
Das Thema Workaholics ist einfach noch zu neu und unerforscht.
In der Regel landen Workaholics bei Sucht- oder Angstpsychologen, was von der Sache her erstmal in Ordnung ist.
Schließlich geht es zunächst darum, dass Du die Abhängigkeit bewältigst und Deinen inneren Zwang ablegst.
Falls Du die Möglichkeit hast, eine stationäre Therapie zu machen, so nehme sie an oder kümmere Dich selbst darum.
Eine Chance gibt Dir die Stiftung SYNANON in Berlin ohne jegliche Vorbedingung (http://www.synanon-aktuell.de).

Die stationäre Therapie hat den Vorteil, dass man in einer Gemeinschaft an das Leben ohne Suchtmittel mit anderen Betroffenen herangeführt wird und jederzeit Hilfe bekommt, wenn man diese benötigt.

Ganz wichtig ist, dass Du einfach ehrlich sein musst, damit Dir optimal geholfen werden kann.
Du kannst auch direkt einen Psychotherapeuten aufsuchen und eine ambulante Therapie machen.
Jeder Mensch ist anders und muss für sich allein entscheiden, was ihm guttut oder nicht.

Eine weitere Möglichkeit bieten die Anonymen Arbeitssüchtigen in Deutschland, Österreich, Schweiz – AAS.

3. Schritt

Forsche nach den Ursachen für Deine Arbeitssucht.

So banal das jetzt klingen mag, aber Arbeitssucht hat ihre Wurzeln oft durch Schlüsselerlebnisse in der Kindheit (siehe Kapitel „Die Sucht“).

Eltern, die ihren Kindern nur Zuneigung nach erbrachten Leistungen zukommen ließen, wissen gar nicht, was sie ihren Kindern damit angetan haben. Die Saat wurde gelegt und fing an zu keimen.
Eine andere Ursache könnte darin liegen, dass ein Kind sehr zeitig eine Vertrauensperson wie Eltern- oder Großelternteil beispielsweise durch Tod verloren hat.
Auch wenn Kinder generell zu wenig Zuwendung und Belohnung für Geleistetes erhielten, sind sie später im Berufsleben für Lob und Anerkennung besonders empfänglich.
Jeder kennt eigentlich das Sprichwort „Erst die Arbeit, dann das Vergnügen“. Nach diesem Motto sind viele aufgewachsen.

Mangelndes Selbstvertrauen kann ebenfalls eine Rolle spielen.
Im Prinzip möchten wir doch alle gelobt werden und Anerkennung finden.
Manche sind allerdings süchtig danach. Das können beispielsweise die Einsamen und Unattraktiven sein, die am Rande der Gesellschaft stehen und durch verstärkten Arbeitseinsatz besonders empfänglich für Lob und Anerkennung sind.
Andererseits kann Arbeitssucht auch Flucht vor bestimmten, meist unbewussten Konflikten bedeuten wie Probleme in der Partnerschaft, Stress mit den Kindern, Ärger mit dem Chef, Berufswechsel, ein großer Erfolg oder beengte Wohnraum Verhältnisse.
Wer sich so intensiv in die Arbeit stürzt, sucht eine Ersatzbefriedigung.
Finde heraus, welche es bei Dir ist.

4. Schritt

Lasse keine Schuldgefühle zu.

Es ist nicht Deine Schuld, dass Du durch Mehrarbeit anderen Menschen gefallen wolltest. Deshalb vermeide Selbstzweifel über Dich selbst.
Versuche aber zu erkennen, dass Dein jetziges Verhalten für Deine Gesundheit sehr schädlich ist.
Entscheide Dich dafür, künftig Dein Verhalten bewusst wahrzunehmen und regelmäßig etwas für Deine Gesundheit und ein langes Leben zu tun.
Du musst den festen Wille haben, ein stressfreies und zufriedenes Leben zu führen.

Schuldgefühle wären da kontraproduktiv.

Du hast sicher schon von der sich selbst erfüllenden Prophezeiung gehört.
Wenn Du Dir ständig sagst: „Ich bin nicht gut genug, ich schaffe das nicht ...“, dann wir genau das Dir immer wieder bestätigt.
Eine Folge unserer Gedanken ist die materielle Welt.
Sich abmühen und Dinge im Außen manipulieren zu wollen nutzt gar nichts.
Setze besser Deine Gedankenenergie richtig ein.

„Die Materie folgt dem Geist.“ (Albert Einstein)

5. Schritt

Erstelle einen Plan.

Die Firma oder die Arbeit an sich können einfach nicht der einzige Lebensinhalt sein oder eine Familie ersetzen.
Suche nach gesunden Alternativen, die Dir das bieten, was Du bisher vermeintlich in der Arbeit gefunden hast.
Arbeite an Deinem Selbstwertgefühl.
Zu diesem Thema werden zahlreiche und sehr gute Coaching Kurse im Internet angeboten.
Als ersten Schritt empfehle ich hier einen Ratgeber inklusive Hörbuch zum Downloaden von Wolfram Andes „Gedanken sind Wirklichkeit“ (http://bit.ly/2wsbMud).

Die 7 Schlüssel zu wahrem Reichtum - wahrer Reichtum ist viel mehr wert als Dein Kontostand - ist ein Videokurs mit unbezahlbaren Informationen, die Dir absolut helfen werden. Viele arbeiten, arbeiten und arbeiten, ohne das Leben zu genießen. Schau Dir das kostenlose Video an, das Dir schon wertvolle Tipps gibt. Danach entscheide, ob du den Kurs "Formel 7", der bisher nur Privatcoaching Kunden zur Verfügung stand, käuflich erwerben möchtest. Das kostenlose Video solltest Du Dir auf keinen Fall entgehen lassen. Du erfährst, warum viel arbeiten sogar noch ärmer macht.

Die Arbeit gibt Dir keine Wärme, Zärtlichkeit, Körperkontakt, der für jeden Menschen wichtig ist, nimmt Dich in den Arm oder drückt Dich.

Wie würde Dein Leben aussehen, wenn Du nicht mehr arbeiten müsstest?

Auch wenn Du es Dir momentan nicht vorstellen kannst, weil ja die Arbeit Dein gesamter

Was würdest Du tun, wenn Du nicht mehr arbeiten müsstest oder dürftest unabhängig von Zeit und Geld?

Würdest Du gerne Reisen machen, malen, schreiben, doch lieber Zeit für Deinen Partner und Deine Kinder haben oder mehr in der Natur sein?

Welche Träume hättest Du für solch ein Leben?

Und was bringt Dir das?

Du hättest Zeit, um das Potential zu leben, was in Dir steckt und Du wärst glücklich, erfüllt und frei.

Erfolg bedeutet nicht hart arbeiten bis zum Umfallen!

Wahrer Erfolg bedeutet so leben zu können, wie Du es Dir wirklich wünschst – im HEUTE Dein Leben zu genießen.

„Alles, was wir sind, ist das Ergebnis von dem, was wir gedacht haben.“ (Buddha)

Denke langfristig und lasse Dich nicht von schwierigen Situationen entmutigen.
Nimm Dir die Zeit heute, um klare Ziele zu setzen und Dein Leben bewusst zu planen.
So kommst Du innerlich zur Ruhe und behältst den Überblick.

Wenn Du Dir klare und motivierende Ziele setzt, wirst Du auch einen Weg finden diese zu erreichen.
Achte dabei auf das Gleichgewicht in den Bereichen Glück und Zufriedenheit:

#
Achte auf Deine Gesundheit.

#
Tue etwas für gute Beziehungen in Deinem Leben.

#
Bilde Dich weiter.

#
Nimm Dir Zeit für Dich selbst zum Entspannen und Wohlfühlen.

#
Tue das, was Dir am meisten Spaß macht.

#
Plane all die Dinge fest ein, die Dir wichtig sind.

Für eine klare Zielsetzung verwende am besten die **SMART**-Formel:

S = spezifisch, schriftlich oder simpel
Ziele müssen auf einen spezifischen Punkt bezogen sein. Dadurch erhältst Du ein klares Bild von dem Weg zum Ziel.

M = messbar
Das Ziel muss messbar sein mit einer Zeitangabe oder einem sonstigen messbaren Kriterium.

A = attraktiv, akzeptabel, aktiv
Du musst einen wichtigen Nutzen vor Augen haben, der mit der Erreichung des Ziels eintritt.

R = realistisch
Ziele sollen messbar und gleichzeitig herausfordernd sein. Zu niedrig gesetzte Ziele bringen Dich nicht weiter und zu hoch gesetzte Ziele sind frustrierend.

T = terminiert

Das Ziel muss immer terminiert sein, um den Fokus zu behalten.
Überlasse die Zielerreichung nicht dem Zufall, sondern gestalte Deine Zukunft aktiv.
Der Fokus sollte auf Harmonie, Geborgenheit und Liebe gerichtet sein.

Vielleicht hilft Dir auch erstmal eine sportliche Betätigung.
Was würde zu Dir passen?

Gruppensportart wie
Gymnastik, Kegeln, Leichtathletik oder Yoga,

Mannschaftssportart wie
Basketball, Drachenboot fahren, Eishockey, Fußball, Handball oder Volleyball,

Einzelsportart wie
Angeln, Bergsteigen, Boxen, Fechten, Golf, Joggen, Radfahren, Tennis oder Wandern,

um nur einige Beispiele zu nennen.
Wenn Du absolut keinen Sport magst, dann suche Dir ein spannendes Hobby.

Hilf Dir selbst mit Affirmationen.

Werde ein glücklicher Mensch, denn glückliche Menschen sind nicht ausgebrannt.

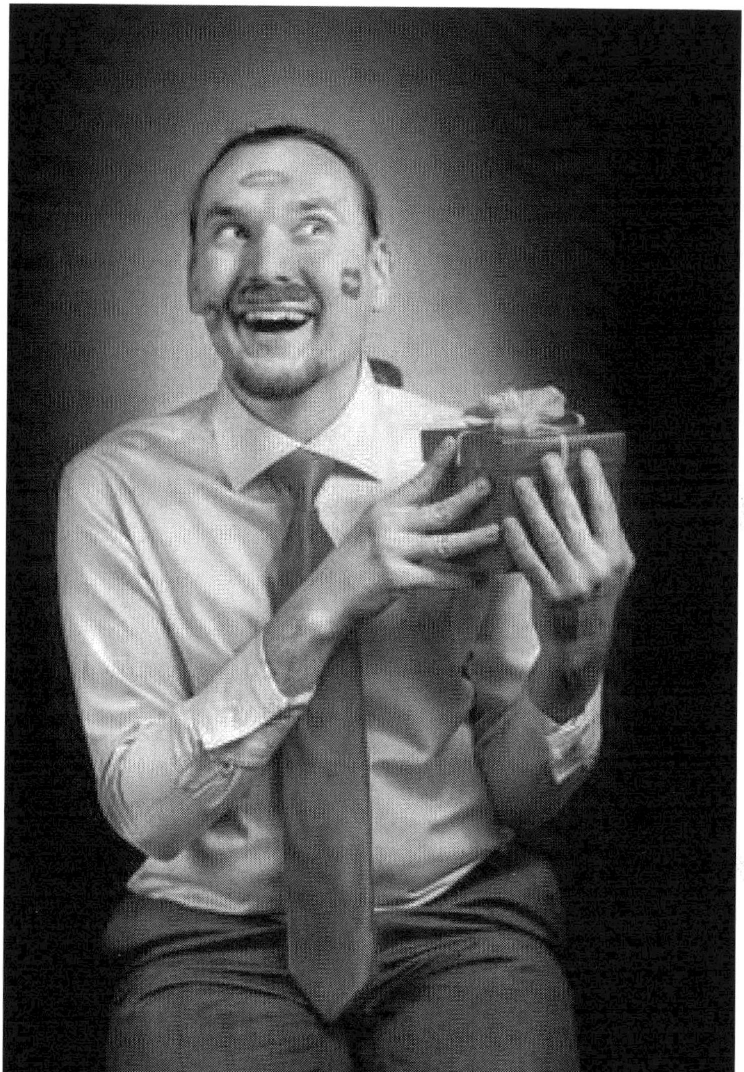

7 Tipps für den Partner eines Workaholic

Einem Workaholic ist es nicht unbedingt klar, dass sein Partner unter seiner Arbeitssucht leidet.
Der Workaholic ist zunächst in der Gesellschaft hoch angesehen und der Partner erntet dafür Komplimente.
Man beneidet den Partner oder freut sich für ihn, dass er einen strebsamen, ehrgeizigen und erfolgreichen Mensch an seiner Seite hat.
Tatsächlich fühlt sich der Partner aber einsam, denn die einst harmonische Beziehung gibt es nicht mehr. Das kümmert aber niemand.
Es ist schon schwer, sich einzugestehen, dass ein Angehöriger leidet, weil er ein großes Problem hat und dringend Hilfe benötigt.

Solltest Du einen Workaholic als Partner haben, den Du noch immer liebst, habe ich hier einige Tipps:

1. Tipp

Mache ihm auf gar keinen Fall Vorwürfe und fange keinen Streit an.
Auch abfällige Bemerkungen solltest Du vermeiden und Dich eher anerkennend äußern.
Weise ihn eher darauf hin, dass er sich glücklich schätzen kann, einen verständnisvollen Partner an seiner Seite zu haben.
Rede sachlich mit ihm und teile ihm ruhig auch Deine Sorgen mit.

Bedenke dabei, dass ein Workaholic unter unheimlichen Druck steht, unter Umständen unter Ängsten leidet und manchmal auch Suizid gefährdet ist. Daher ist Verständnis besonders wichtig.

2. Tipp

Respektiere die Leidenschaften und Lebensentscheidungen Deines Partners, auch wenn Du Dich vernachlässigt fühlst. Vielleicht bist Du ja sogar stolz auf Deinen erfolgreichen Partner und fühlst Dich abgesichert.
Schlage ihm trotzdem vor, dass zum Beispiel ein Abend pro Woche nur der Beziehung gewidmet wird – ohne PC und Telefon.

3. Tipp

Bespreche die wahren Probleme wie Urlaub, Freizeit oder Familienplanung gemeinsam mit ihm.
Kläre ab, ob überhaupt noch eine gemeinsame Basis besteht.
Vermeide Selbstzweifel über Dich selbst, denn die helfen Dir nicht weiter.

4. Tipp

Finde die Gründe heraus, warum Dein Partner Workaholic ist.
Rede Klartext mit ihm und spreche die Punkte, die Du vermutest, direkt an (stimmt etwas in der Beziehung nicht, leidet er unter Potenzschwäche, bestehen Zukunftsängste und so weiter).

Schlage ihm vor, eine Selbsthilfegruppe zu besuchen.
Es gibt auch Paartherapien, bei der Du ihn begleiten könntest, wenn er das möchte.
In einer Selbsthilfegruppe können auch Angehörige von Workaholics sich Rat holen.

5. Tipp

Biete ihm Deine ehrliche Hilfe an, mache ihm Mut und zeige, dass es Dir ernst ist.
Sage ihm ruhig: Gemeinsam schaffen wir das.
Gib ihm die Möglichkeit für seine eigene Betrachtungsweise.
Ein Workaholic braucht die Chance für eine Entgegnung, für seine eigene Stellungnahme.
Halte Dich aber auf jeden Fall mit Ratschlägen zurück.
Wenn es noch nicht zu spät ist, hilft manchmal eine Kur von wenigen Wochen. So ist er in einer anderen Umgebung, lernt neue Leute kennen und kann erstmals abschalten.

6. Tipp

Mit einem Workaholic muss man klare Vereinbarungen treffen und einen Zeitrahmen festlegen.
Er braucht Druck und Fristen.

7. Tipp

Richte Dein Leben nicht nach Deinem arbeitssüchtigen Partner aus, sondern sei möglichst selbständig in Deinen Handlungen und Entscheidungen.
Folge Deinen eigenen Wünschen und Bedürfnissen.

Sage keine Einladungen von Freunden, Nachbarn oder Bekannten mehr ab, nur weil Dein Partner doch nicht früher nach Hause gekommen ist, wie er eigentlich versprochen hatte.
Gehe alleine zur Party oder zum Treffen. Nur so kannst Du Deine eigene Vereinsamung und emotionale Abhängigkeit abwenden.

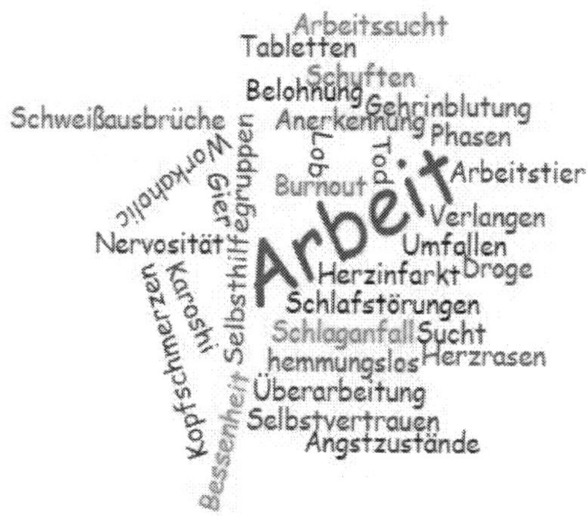

Vom Workaholic zum Workeuphoric

Von der Arbeitssucht zurück zur Lebensfreude drückt dasselbe aus.
Für den Workaholic ist die Arbeit zur Droge geworden.
Ein Workeuphoric hat Rituale, positiven Stress und strahlt Lebensfreude aus.

Finde heraus, was Dir wirklich wichtig in Deinem Leben ist

Wenn Du ehrlichen Herzens den Weg vom Workaholic zum Workeuphoric gehen möchtest, musst Du bereit sein, Verantwortung für Dein Leben zu übernehmen.
Bist Du das nicht, wirst Du immer anderen die Schuld geben und eine Opferhaltung einnehmen.
Aber das möchtest Du sicher nicht, sonst hättest Du diesen Ratgeber nicht bis hier gelesen.

Ein alter Spruch besagt:

“Wem ich die Schuld gebe, gebe ich die Macht.”

Du möchtest aber die Macht über Dein Leben wieder selbst in die Hand nehmen, denn nur so kannst Du ein glückliches und entspanntes Leben führen.
Erstelle eine Liste für Deine persönlichen Werte nach Wichtigkeit.

Das können beispielsweise solche Werte sein wie
Familie
Finanzielle Sicherheit
Freiheit
Freundschaften
Gesundheit
Spaß
Weiterbildung.

Nachdem Du diese Liste erstellt hast, schreibst Du Dir einen konkreten Plan auf, um diese Werte in Dein Leben zu integrieren.
Frage Dich: WARUM will ich das?
Finde heraus, was für ein Gefühl Du mit Deinen Zielen verbindest.

Ein Beispiel wäre Deine Gesundheit. Was konkret möchtest Du dafür tun?
Angenommen Du möchtest Joggen, dann wäre das Joggen der Weg zum Ziel Vitalität. Du willst das Gefühl haben, dass Du Dich vital und attraktiver fühlst.
Wenn Du mehr Geld möchtest, willst Du das Gefühl von Unbeschwertheit, Sicherheit für die Zukunft, Wohlstand oder Freiheit damit verbinden.
Du verstehst, was ich meine?
Versuche also immer, Dein Ziel zu begründen.
Je mehr Gründe Du findest, desto besser ist es für Dich.

Höre auf Deine innere Stimme

Durch die viele Arbeit hast Du es automatisch verdrängt, auf Deine innere Stimme, Dein inneres Kind, zu hören.
Du hast Dein inneres Kind sträflich vernachlässigt und ganz schön lange auf Dich warten lassen. Freunde Dich wieder mit ihm an.
Fange endlich wieder an zu träumen.
Freue Dich auf ein Wochenende ohne Arbeit. Plane es mit Spiel und Spaß, lerne wieder zu lachen.
Vertraue einfach mehr Deinem Bauchgefühl, das Dir häufig wertvolle Tipps gibt, wenn Du darauf achtest.

Eine große Hilfe dabei können Dir Affirmationen sein.
Affirmationen sind nichts weiter als kurze Formulierungen, die ein gewünschtes Ziel hervorrufen sollen.
Bevor Du Deine Affirmation kurz, prägnant und positiv formulierst, musst Du Dir darüber im Klaren sein, was Du willst und was Du Dir wünschst.
Eine Affirmation muss in der Gegenwart formuliert sein und darf keine Verneinung enthalten.

10 Beispiele für Affirmationen:

Ich übernehme die volle Verantwortung für mein Wohlbefinden.

Ich liebe und ehre mich und habe Achtung vor mir.

Ich achte auf mein Denken und wähle bewusst positive Gedanken.

Das Universum gibt mir volle Unterstützung.

Das Leben begeistert mich und füllt mich mit neuer Energie.

Ich bin frei, das Leben zu lieben und zu genießen.

Ich bin eins mit allem im Leben.

Ich empfange und zeige Freude.

Ich erlaube mir, mich gesund zu ernähren.

Ich bin jeder Situation völlig gewachsen und bin dankbar dafür.

Fertige Dir am besten eine Liste mit Deinen eigenen, zielführenden Glaubenssätzen an.
Je stimmiger ein Glaubenssatz für Dich ist, umso eher wird er Dir in Fleisch und Blut übergehen.

Lerne das Delegieren

Workaholics neigen dazu, alles selbst machen zu wollen, weil sie die absolute Kontrolle über ihre Arbeit haben möchten und niemandem vertrauen. In Wirklichkeit verzetteln sie sich damit aber und tun sich selbst keinen Gefallen. Man kann und muss nicht auf allen Gebieten perfekt sein.

Gerade in der heutigen Zeit gibt es so viele Helferlein. Frage um Hilfe, wenn es notwendig ist und nehme sie dankbar an.
Lerne, Dich auf Deine Kerngeschäft zu konzentrieren, gebe zeitraubende Arbeiten wie beispielsweise Internetrecherche oder Präsentationen zusammenfügen an Onlinedienste ab. Man nennt das Outsourcing.
Ein aufgeräumter Schreibtisch lässt Dich den Überblick behalten.
Handle nach dem alten deutschen Sprichwort:
„Schuster bleib bei deinen Leisten!"

Fange mit kleinen Schritten an

Eine Zauberpille für die eigene Veränderung gibt es nicht. Du musst schon selbst aktiv werden, um Dein Selbstwertgefühl wieder in Hochform zu bringen.
Ein positives Selbstwertgefühl zu haben, bedeutet nichts anderes, als sich selbst zu akzeptieren und zu verstehen.

Ein sehr hilfreiches und einfaches Mittel zum Aufbau von Selbstwertgefühl ist die Spiegelübung.
Stressbewältigung beginnt mit dem Blick in den Spiegel.

Schau mit einem Lächeln in den Spiegel, rede Dich mit Deinem Vornamen an und sage laut zu Dir selbst, dass Du Dich magst.

Mache diese Übung konsequent zehn Mal am Tag und mindestens drei Monate lang.
Anfangs wirst Du vielleicht den Eindruck haben, Dich selber zu belügen.
Ignoriere das einfach und ziehe diese Übung beharrlich fort.
Je schwerer Dir diese Übung fällt, um so wichtiger ist sie für Dich.
Nehme eine entspannte Körperhaltung ein.

Meditation

Meditation ist eine über Jahrtausende entstandene bewusstseinserweiternde Mentalübung zur Beruhigung des Geistes.
Wer meditiert, dem fällt es leichter, mentale Selbstkontrolle auszuüben.
Phasen mit wenig Freude und Zufriedenheit können durch Meditation besser überstanden werden. Die Gefahr, an Depressionen zu erkranken, verringert sich und die seelische Stabilität verbessert sich bei Menschen, die meditieren.
Über das Thema Meditation gibt es so viele Bücher, dass sie Bibliotheken füllen.
Daher kann die Frage, wie man denn richtig meditiert, hier unmöglich beantwortet werden.

Es ist allgemein bekannt, dass Lachen gesund ist und das Wohlbefinden steigert.
Lachen soll auch helfen, Stress abzubauen.
Also was hindert Dich jetzt daran, mal wieder richtig herzhaft zu lachen?

Du hast es im Laufe der Jahre durch Deine viele Arbeit vielleicht verlernt? Dann nehme doch einfach Kontakt zu einem Lachclub auf, denn Lachen fördert die Gesundheit, baut Stress ab und ist einfach Lebensqualität.
Es gibt allein in Deutschland über 150 Lachyoga Clubs.
Probiere es einfach aus.

Übe Dich in Dankbarkeit. Sei dankbar für das Hier und Jetzt, sei aber auch dankbar dafür, dass noch viele Dinge kommen werden.

Dankbarkeit ist ein Gefühl, das die meisten Menschen verloren oder noch nie wirklich in ihr Leben integriert hatten.

Dankbarkeit ebnet Dir den Weg zum persönlichen Glück und ist wichtig für ein erfülltes Leben. Sie ist einer der vielen Schlüssel zum Glück.

„Die dankbaren Menschen geben den anderen Kraft zum Guten.“
(Albert Schweitzer)

Die Natur kann Dir ein guter Freund werden

Beginne mit Spaziergängen durch die Landschaft und erfreue Dich an den Wundern der Natur.
Setze Dich einfach an einen See, bewundere die Wellen und sei ganz bei Dir.
Genieße die Ruhe und die Bewegung an der frischen Luft.

Bewegung ist das beste Rezept für einen guten Schlaf und eine gute Nachtruhe beeinflusst sehr stark, wie Du Dich fühlst.

Erlebe wieder bewusst die vier Jahreszeiten, denn jede hat ihren besonderen Reiz.

Im Frühling, wenn nach dem kalten Winter die Temperaturen langsam wieder steigen, erwacht die Natur zu neuem Leben.
Alles fängt an zu blühen, die Tage werden wieder länger und ein angenehmer Duft verteilt sich in der Luft.
Die Sonne bekommt mehr Kraft, die Vögeln zwitschern und viele Menschen bekommen richtig gute Laune.

Es folgt der Sommer als wärmste der vier Jahreszeiten.
Viele nutzen den Sommer, um entspannt auf einer Wiese zu liegen und zu träumen oder am Wasser, um in das kühle Nass zu springen oder zu schwimmen.

Im Herbst werden die Tage wieder kürzer, die Temperaturen sinken, Ernte wird eingefahren und die Blätter verfärben sich bunt. Pflanzen und viele Tiere bereiten sich auf den Winterschlaf vor.
Als kälteste Jahreszeit folgt der Winter, der besonders reizvoll mit verschneiter Landschaft ist.

Wann hast Du das letzte Mal bewusst alle Jahreszeiten erlebt?
Du kannst Dich nicht mehr daran erinner?
Dann wird es höchste Zeit, dass Du Dich wieder ganz bewusst diesem Wunder der Natur widmest.

Alle vier Jahreszeiten bieten verschiedene Möglichkeiten für sportliche Aktivitäten.
Regelmäßige sportliche Betätigung verbessert die Denkprozesse und den Stoffwechsel, verbrennt außerdem Kalorien und lässt die Motivation erheblich steigen.

Die Natur kann Dir aber auch noch auf andere Art behilflich sein.
Der Volksmund sagt, dass gegen fast jede Krankheit ein Kraut gewachsen. Und tatsächlich bestätigen immer mehr wissenschaftliche Studien die Heilkraft der Pflanzen.
Viele von ihnen entfalten ihre Wirkung bereits als Tee. Doch auch als Tinkturen und Salben oder als Bademittel Zusatz helfen die altbewährten Heilkräuter und zwar ohne Nebenwirkungen.
Einige Beispiele aus der Naturapotheke habe ich hier für Dich zusammengetragen.

 # Basilikum

Basilikum schmeckt nicht nur zu Tomaten und Mozzarella, sondern ist auch als Heilpflanze ein wahres Multitalent.
Basilikum lindert Entzündungen und Gelenkschmerzen, baut Stress ab und beruhigt den Magen.
Das ätherische Basilikum Öl kannst Du in eine Duftlampe oder alternativ auf ein Taschentuch geben und dann den Duft einatmen.

Borretsch

Borretsch ist gut gegen Stress. Er beruhigt die Nebennierenrinde, die Stresszentrale unseres Körpers, und sorgt so für gute Laune.
Borretsch wird als Tee serviert.
Nehme für eine Tasse Tee 1-2 TL getrocknete Blüten oder Blätter und gieße sie mit 150-200 ml kochenden Wasser auf. Du lässt ihn zehn Minuten ziehen und seihst ihn dann ab.
Trinke ihn in kleinen Schlucken und nicht mehr als drei Tassen am Tag. Die Anwendung soll nach sechs Wochen erst mal beendet werden.

Dill

Dill hilft als Tee bei Schlaflosigkeit, wirkt beruhigend bei Nervosität und lindert Schlafstörungen.
Nehme 1 TL geriebene, frische Dillspitzen für eine Tasse und koche sie mit Wasser auf.
Lasse den Tee nun mindestens fünf Minuten ziehen.
Getrunken wird der Tee lauwarm.

Fenchel

Fenchel enthält Kalium, das Erschöpfung vorbeugt und entspannt die Nerven. Der Mineralstoff sorgt dafür, dass das Herz in einem gleichmäßigen Rhythmus schlägt.
Esse in akuten Fällen täglich 200 g Fenchel. Du kannst ihn im Salat oder gedünstet als Gemüsebeilage verzehren.

Hopfen

Hopfen fördert den Schlaf.
Die Wirkstoffe Humulon und Lupulon aus den Zapfen sind als entspannendes Mittel gegen Unruhe, Angstzustände und Schlafstörungen anerkannt.
Für einen Tee überbrühst Du 1-2 TL getrocknete Hopfenzapfen mit 150 ml Wasser, lässt ihn zehn Minuten ziehen und seihst ihn dann ab. Trinke davon über den Tag verteilt zwei bis drei Tassen.

Lavendel

Lavendel löst Ängste und Lavendel Düfte helfen beim Einschlafen.
Die Blüten enthalten ätherische Öle, die die Produktion erregender Botenstoffe im Gehirn drosseln.
Der Effekt besteht darin, dass weniger Reize auf die Nerven einströmen und Angstzustände gelöst werden.
Man nimmt ein Lavendel-Bad, das die Ängste löst und gleichzeitig beruhigt und entspannt.
Vermische acht Tropfen Lavendelöl und 2 EL Meersalz im warmen Badewasser.
Um besser einschlafen zu können, lege ein mit Lavendelblüten gefülltes Baumwollsäckchen neben das Kopfkissen.

Melisse

Melisse lindert Nervosität.
Das ätherische Öl wirkt beruhigend und ausgleichend auf Magen und Darm und auch auf das Gehirn.

Vor allem in stressigen Lebenslagen hilft Melisse deshalb, die Balance wiederzufinden.
Die Heilpflanze entfaltet ihre ätherischen Öle besonders gut in einem entspannenden Bad.
Gebe 60 Gramm Melissenblätter in einen Leinensack und lege ihn dann ins Badewasser.

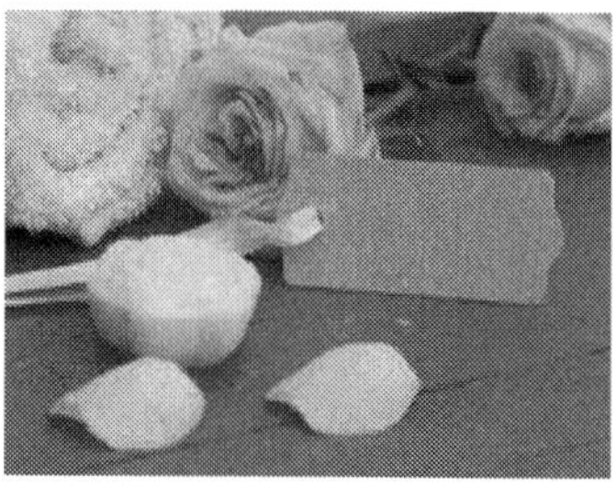

40 Soforthilfe-Tipps auf einen Blick

1
Finde heraus, für welche Ziele Dein Herz wirklich schlägt und lasse Deine Träume zur Realität werden.

2
Lass Dich nicht von Deinem Weg, der auch mit kleinen Misserfolgen gepflastert ist, abbringen.

3
Wache auf und klinke Dich aus dem rücksichtslosen Stress, der Deine Lebensqualität bedroht und Deine Gesundheit angreift, aus.

4
Nehme keine Arbeit mehr mit nach Hause.

5
Versuche nicht mehr, alles auf einmal zu erledigen.

6
Begrenze Deine tägliche Arbeitszeit auf eine feste Stundenzahl.

7
Ziehe nicht alle Arbeiten auf Deinen Schreibtisch, sonder sage einfach auch mal NEIN.

8
Delegiere Arbeit oder nutze Outsourcing.

9
Lasse Dir helfen.

10
Probiere einfach mal Teamarbeit.

11
Ärgere Dich nicht über Fehler, denn aus ihnen lernst Du.

12
Übe Dich im Pareto Prinzip.

13
Setze Dir für das Arbeitspensum realistische Fristen.

14
Versuche, dem Perfektionismus zu widerstehen.

15
Halte Deine Pausen ein.

16
Genieße Dein Essen an einem Tisch aber nicht am Schreibtisch.

17
Mache während der Arbeit eine kleine Entspannungspause von wenigen Minuten zur Stressbewältigung (Autogenes Training, Augentraining, Dehnübungen, Muskelentspannung).

18
Benutze das Diensthandy nur während der Arbeitszeit.

19
Dein privates Smartphone soll auch nur für private Kontakte sein.

20
Nehme ruhig mal einen Tag frei.

21
Nehme Deinen Jahresurlaub im laufenden Kalenderjahr, nehme ihn nicht mit in das Folgejahr und lasse ihn nicht verfallen oder bezahlen.

22
Tausche Dich in einer Selbsthilfegruppe mit Gleichgesinnten aus.

23
Genieße aktiv und bewusst Deine Freizeit.

24
Finde ein Hobby für Dich oder frische alte Hobbys wieder auf.

25
Sei regelmäßig sportlich aktiv.

26
Tanke frische Luft und genieße die Natur.

27
Nehme Deine Mitmenschen und die Umgebung intensiv wahr.

28
Schaue oft in den Spiegel und lächle dabei. Mache die Spiegelübung.

29
Achte auf Dein Äußeres.

30
Verschaffe Dir Klarheit über den Sinn Deines Lebens.

31
Sei authentisch.

32
Übernehme Verantwortung für Dich und Dein Handeln.

33
Wenn Du Familie hast, sei ein liebevoller Partner und ein verantwortungsvoller Elternteil.

34
Sei aufmerksam gegenüber Deiner Familie.

35
Tue ständig etwas für Deine Gesundheit und Dein Wohlbefinden.

36
Sorge für Zufriedenheit und Harmonie in Deinem Leben.

37
Schaue nach vorn und denke positiv.

38
Glücklich sein hat viel mit der eigenen Einstellung zu tun, deshalb arbeite an ihr.

39
Gehe mit gerader Haltung und offenem Blick durchs Leben.

40
Lebensfreude ist ohne Lachen und Spaß undenkbar.

Zeit ist nicht unendlich. Ein verlorener Tag ist und bleibt verloren, deshalb gehe sorgsam mit Deiner Lebenszeit um.

Gesundheit, Glück, Erfolg und Lebensfreude sind ein natürliches Grundrecht.

Wenn Du so enden möchtest, dann mache weiter wie bisher und ende so wie Michael.

Hier ist die traurige Geschichte von Michael

Riesige Begeisterung in der ganzen Familie. Endlich ist der Tag gekommen und Michael hat seine eigene Firma gegründet.

Zu diesem Zeitpunkt wusste noch keiner, wie aus der Euphorie traurige Realität wird.

Michael war ein fleißiger Handwerksmeister, verstand sein Fach ausgezeichnet und lieferte sehr gute Qualität.
Das sprach sich rum und er bekam auch viele Aufträge.
Er war sehr stolz auf seine gelieferte Arbeit und seinen guten Ruf.

Um alle Aufträge in gewohnter Qualität zu erledigen, musste er täglich einige Stunden länger arbeiten.
Irgendwann reichten die Arbeitstage nicht mehr, um alle Termine einzuhalten.
Er nahm dann auch den Sonnabend noch dazu. An Urlaub war nun überhaupt nicht zu denken und seine beiden Kinder wuchsen mehr oder weniger ohne ihren Vater auf.
Er bekam durch die viele Arbeit gar nicht richtig mit, wie sie größer und älter wurden.

Der fleißige Michael hatte Stress und gab seinem Körper keine Gelegenheit, sich zu regenerieren.
Durch den Termindruck hat er an den natürlich wieder nichts mit der Familie unternommen und es quälten ihn

Kopf- und Magenschmerzen. Um die Schmerzen zu unterdrücken, griff er zu einem Helferlein , einem Kräuterschnaps. Der Arbeitssucht war er schon verfallen und nun gesellte sich das nächste Suchtmittel dazu. Der Konsum stieg allmählich und kontinuierlich. Das ging so einige Jahre immer weiter, bis er merkte, dass er doch mal eine Pause benötigt.

So fuhr er endlich nach vielen Jahren mit seiner Familie in den Urlaub. Das Urlaubsziel war eine Insel im Atlantik. Nach der Rückkehr schwärmte Michael von diesem tollen Urlaub und bedauerte sehr, dass er so eine Reise nicht schon viel eher gemacht hat. Er stellte fest, dass das Leben noch weitaus mehr zu bieten hat als Arbeit und schmiedete schon die nächsten Urlaubspläne, die leider nicht mehr in Erfüllung gingen. Er befand sich bereits in der vierten Phase der Arbeitssucht, die man auch als Endphase des Workaholic bezeichnet. Drei Wochen nach dem Urlaub verstarb er an einem Schlaganfall.

Das war jetzt eine wahre Geschichte aus dem Leben. Lerne aus diesem Workaholic Ratgeber, damit Dir nicht das gleiche Schicksal widerfährt wie Michael. Wenn Du nur einige Punkte erfolgreich umsetzen kannst, hast Du schon einen großen Schritt getan.

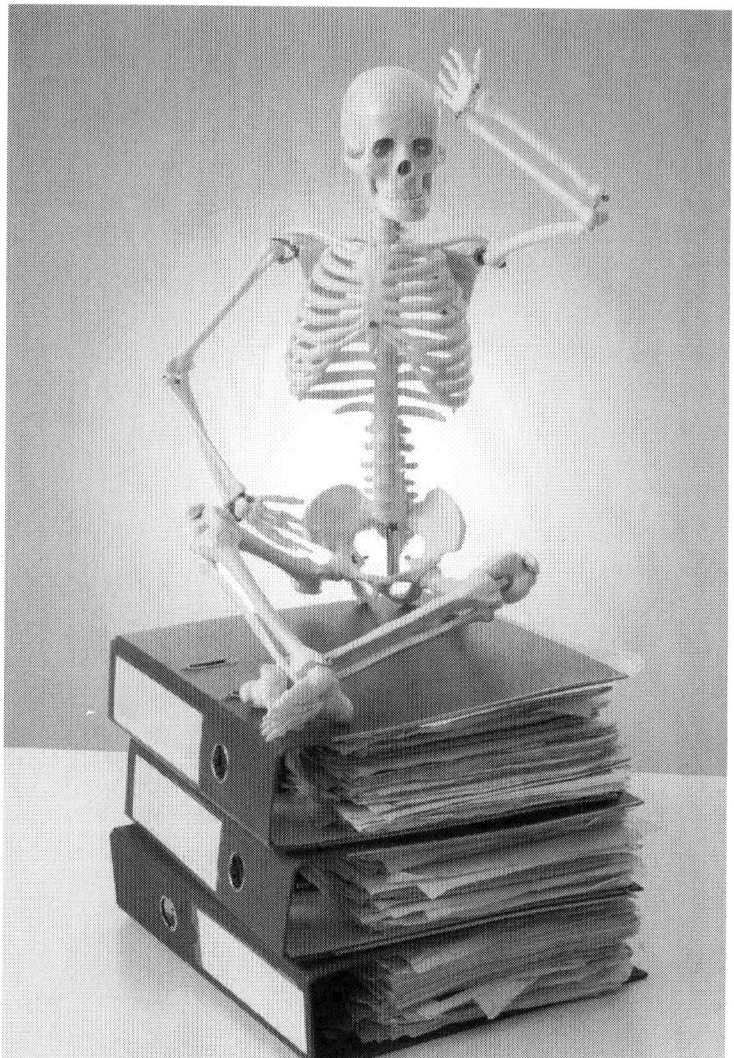

Du möchtest nicht so enden? Dann fühle Dich jetzt in den Hintern getreten und übernehme Verantwortung für Dich. Wenn Du es wirklich willst, wirst Du es auch schaffen.

Meine Geschichte

Als Kind bin ich gerne zur Schule gegangen, hatte gute Zensuren und Spaß am Lernen.
Meine Eltern haben sehr viel gearbeitet und sehr wenig Geld mit ihrer Arbeit verdient. Sie wollten, dass es ihren drei Kindern – mir und meinen beiden Schwestern – einmal besser geht.

In der heutigen Zeit würde man sie als Vielarbeiter einstufen, um über die Runden zu kommen.

Jedenfalls haben sie uns vermittelt, dass man mit guten Leistungen auch studieren und anständiges Geld verdienen kann.
Letztendlich haben wir, meine beiden Schwestern und ich, auch alle das Abitur gemacht und erfolgreich ein Studium absolviert.

Mit Freude bin ich dann in das Berufsleben gestartet und hatte ein verhältnismäßig hohes Einkommen damals in der DDR.

Als die Wende 1989 kam, hat sich sehr viel verändert. Unwissenheit über die neue Gesellschaft und Unsicherheit in Hinblick auf die Zukunft waren anfangs aufregende Begleiter.

Mein Job wurde mir 1991 gekündigt. Ich war plötzlich ohne Arbeit, was ich ja nun überhaupt nicht kannte.

Untätigkeit kam überhaupt nicht in Frage, so nahm ich an einer Weiterbildungsmaßnahme teil und schrieb Bewerbungen mit Erfolg.
Nach vier Monaten Arbeitslosigkeit bekam ich einen Job im öffentlichen Dienst und war total happy.
Ich hatte eine ganz normale 40 Stunden Woche und einen sehr geregelten Tages-, Wochen-, Monats- und Jahresablauf.
Das Büro befand sich in meinem Wohnort.
Bis hier war alles ganz normal und in Ordnung.
Das machte ich so knapp zehn Jahre und war inzwischen 47 Jahre.
Plötzlich und wirklich ohne Vorwarnung meldete sich meine innere Stimme zu Wort und meinte, dass es doch nicht alles im Leben gewesen sein kann.
Ich verspürte einen unheimlichen Drang, Land und Leute kennenzulernen und unterschrieb einen Aufhebungsvertrag und machte mich selbstständig.
Eine große Herausforderung für meine Selbständigkeit fand ich in der Versicherungsbranche im Außendienst.
Ich war begeistert, fand mich in die fachspezifische Thematik schnell rein und legte mit 50 Jahren die Prüfung für den Abschluss als Versicherungsfachfrau erfolgreich ab.
Bedingt durch das viele Neue drehte sich bei mir alles nur noch um meine Arbeit.
Zum Glück habe ich einen sehr verständnisvollen Ehemann, mit dem ich natürlich alles vorher besprach und der mich auch in jeder Hinsicht sehr unterstützte.
Dafür kann ich ihm gar nicht genug danken.
Meine Kunden wohnten im Schnitt zwischen 40 – 80 km von mir entfernt. Durch die langen Fahrtwege war ich oft 10 – 14 Stunden unterwegs. Abends zu Hause angekommen

habe ich noch am PC gesessen, um Anträge zu versenden und Notizen einzugeben. Danach wurde noch der nächste Tag vorbereitet.

Ich muss außerdem erwähnen, dass ich seit 1993 nebenberuflich selbstständig eine Beratungsstelle eines Lohnsteuerhilfevereins leite und jährlich zwischen 150 und 200 Einkommensteuererklärungen mit Leidenschaft erstelle.
Leider generiert diese Arbeit nicht so viel Einkommen, dass ich entspannt davon leben kann.
Also war ich weiter im Außendienst unterwegs.
Anfang 2013 hatte ich die Idee, E-Books zu schreiben und über das Internet zu vermarkten.
Ich besorgte mir Literatur und buchte einen Videokurs darüber, wie man E-Books schreibt und über das Internet veröffentlicht.
Die Veröffentlichung meines ersten E-Books war ganz schön spannend und aufregend. In den folgenden zwei Jahren veröffentlichte ich noch zehn weitere E-Books über Amazon.

Ich hatte also meinen Hauptjob bei der Versicherung, dann die Beratungsstelle des Lohnsteuerhilfevereins und das Schreiben meiner Bücher. Damit war ich glücklich aber brauchte auch sehr viel Zeit dafür.
Familie, Haushalt, Hund und Garten wurden auch irgendwie untergebracht. Hier war mein Mann mir ebenfalls eine große Hilfe.

Im Sommer 2014 meldete sich wieder meine innere Stimme bei mir und meinte, dass das so nicht weitergehen kann. Ich

möchte ja auch noch vom Leben etwas haben und nicht nur an die Arbeit denken.
Einige Zeit davor hatte ich eine Situation, die ich nie wieder erleben möchte. Uns haben Freunde besucht, die dafür eine einfache Wegstrecke von 700 km auf sich genommen hatten. Als wir uns begrüßten, meinten sie zu mir, dass ich mich ja gar nicht freue. Ja ehrlich, ich war mit meinen Gedanken nur bei der Arbeit und habe mich dann auch dafür entschuldigt. Aber es fiel mir wirklich schwer, von der Arbeit abzuschalten.
Als Schlussfolgerung dieses nachhaltigen Erlebnisses und noch aus anderen Gründen habe ich dann den Vertrag bei der Versicherung nach gut 13 Jahren Außendienst gekündigt und habe so noch gerade die Kurve bekommen. Ich war auf dem besten Weg zum Workaholic. Zum Glück habe ich auf meine innere Stimme gehört.

Kurz nach der Beendigung meiner Tätigkeit bei der Versicherung bekam ich plötzlich einen trockenen Reizhusten, der einfach auch nach Wochen nicht weggehen wollte. Also suchte ich meinen Hausarzt auf. Er sagte mir gleich auf den Kopf zu, dass ich nicht glücklich aussehe und deutete etwas von eventuell psychischen Problemen im Zusammenhang mit diesem eigenartigen Husten an.
Das tat ich ab und wollte es nicht wahr haben.
Jetzt, nach über drei Jahren, weiß ich, was er meinte.
Es waren ganz einfach Entzugserscheinungen, weil ich das Arbeitspensum rasant runter geschraubt hatte.
Der Husten war irgendwann plötzlich verschwunden.
Ich habe über zwei Jahre gebraucht, um wieder auf einen entspannten Level zu kommen. Die Tätigkeit im Außendienst vermisse ich überhaupt nicht und habe

dadurch auch keinen Termindruck mehr. Seit über drei Jahren konzentriere ich mich hauptsächlich auf meine Mitglieder im Lohnsteuerhilfeverein und das Erstellen von Steuererklärungen. Meine Zeit kann ich mir nach Belieben einteilen, weil ich die Termine ja selber vergebe. Durch die Konzentration auf eine Sache habe ich neue Mitglieder aufnehmen können und mein Einkommen reicht nun auch für den Lebensunterhalt.
Das Schreiben von E-Books hatte ich etwas vernachlässigt und habe mir aber auch keinen Druck gemacht.
Zu meinen schriftlich formulierten Zielen gehört auch der Aufbau meiner Webseite über das Schreiben von Amazon Kindle E-Books.
https://www.juttamartin.info/

Inzwischen habe ich sehr viel nachgedacht und gelernt abzuschalten. Ich führe wieder ein ausgeglichenes Leben, fühle mich gesund und glücklich und habe jetzt stets mein Lächeln wieder im Gesicht.

Was hat mir dabei geholfen?

Ich habe in Ruhe überlegt, was ich in meinem Leben noch erleben und erreichen möchte, ohne mich zu überfordern. Dabei habe ich für mich entschieden, jetzt alles in Ruhe anzugehen und mir keinen Stress mehr zu machen. Ich bin die wichtigste Person in meinem Leben und tue mir nur noch Gutes.

Täglich für kleine Dinge dankbar zu sein, hat mir zu mehr Zufriedenheit verholfen. Fast jeden Abend gehe ich auf meine Terrasse, suche mir einen Stern am Himmel und teile

ihm meine Dankbarkeit für den Tag mit. Ist kein Stern zu sehen, dann berichte ich dem Universum von den Dingen, für die ich dankbar bin.
Forschungen haben ergeben, dass regelmäßige Dankbarkeit die Produktion von Glückshormonen anregt, das Gehirn verändert und einen glücklicher macht. Das kann ich jetzt aus meiner Erfahrung heraus nur bestätigen.

Ich habe mir angewöhnt, mich auf eine Sache zu konzentrieren.
Wenn ich esse, dann esse ich und schaue nebenbei nicht noch in die Zeitung oder den PC.
Wenn ich Gäste habe, bewirte ich sie und bin dann ganz bei ihnen.
Wenn ich mit dem Hund spazieren gehe, konzentriere ich mich auf den Hund.
Wenn ich beim Schreiben bin, schreibe ich und lasse mich nicht ablenken.
Wenn ich telefoniere, telefoniere ich und checke nebenbei nicht noch die Emails.
So halte ich es jetzt in der Regel mit allem, was ich mache.
Ich konzentriere mich also nur noch auf eine Sache.
Ich denke, Du verstehst, was ich meine.

Der wenige Schlaf über viele Jahre hat sich bemerkbar gemacht.
In der Regel schlafe ich jetzt acht Stunden, die der Körper fordert.

„Der Schlaf ist für den Menschen, was das Aufziehen für die Uhr ist."
(Arthur Schopenhauer)

Nach dem Aufstehen betreibe ich jeden Morgen etwa zwanzig Minuten Nordic Walking, manchmal auch etwas länger.
Danach gehe ich in den Sommermonaten schwimmen.
Das Frühstück nehme ich nicht mehr nebenher ein, sondern setze mich gemütlich an den Tisch und genieße es.

Mittags ist eine Runde mit dem Hund durch den Stadtpark an der Reihe, bei der ich die Natur bewusst wahrnehme und mich auf den Hund konzentriere. Das tut uns beiden gut.

Nachmittags oder an den Wochenenden spielen mein siebenjähriger Enkel und seine Eltern beispielsweise Rummikub, Mensch ärgere dich nicht, Halma, Mühle, Mikado, Schach oder Federball.
Beim Spielen kann ich völlig abschalten und mich zu 100 % auf das Spiel konzentrieren.
Wir wohnen zusammen in einem Drei-Generationen-Haus.
Gesellschaftsspiele bringen Generationen an einen Tisch und sorgen für gute Stimmung. Ich kann sie jedem sehr empfehlen.

Inzwischen habe ich mir auch angewöhnt, wesentlich mehr Zeit für das Essen zu nehmen. Es wird jetzt in Ruhe geplant und zubereitet. Der Fokus ist dabei auf möglichst gesunde Kost gerichtet.

Meine geschäftlichen Termine muss ich nicht mehr so eng legen, wie es früher der Fall war. So kann ich mich ohne Zeitdruck meinen Mandanten widmen und mache mir selber keinen Stress.

Ich habe endlich Zeit, meine geliebte Gartenarbeit zu verrichten und freue mich, wenn alles gepflegt aussieht und Blumen blühen.
Gartenarbeit ist aus meiner Sicht sehr gut geeignet, um seine Gedanken schweifen zu lassen. Außerdem ist bei Gartenarbeit in der Regel ein messbares Ergebnis sichtbar, das mir persönlich ein Gefühl der Zufriedenheit gibt.

Wenn ich merke, dass meine Konzentration nachlässt, schalte ich den PC auf Ruhezustand oder auch ganz aus. Das konnte ich früher nicht.

Manchmal signalisiert mir mein Körper am Nachmittag leichte Müdigkeit. Ich lege mich dann einfach auf meine Relaxliege und mache nichts.
Auch das konnte ich früher nicht.
Fairerweise muss ich erwähnen, dass ich trotz der vielen Arbeit mich immer sportlich betätigt und die Nähe zur Natur gesucht habe.
Auch haben mein Mann und ich regelmäßig Urlaubsreisen unternommen. Dass ich dabei viel an die Arbeit gedacht habe, ist eine andere Sache. Es zeigt mir aber, dass ich schon gut in Phase zwei unterwegs war. Das wurde mir beim Schreiben dieses Ratgebers erst richtig bewusst.
Zum Glück habe ich rechtzeitig die Reißleine gezogen. Dafür bin ich sehr dankbar.

Danke

Ich danke dir, dass du dich für diesen inspirierenden Ratgeber entschieden hast und wünsche dir viel Freude und gutes Gelingen auf deinem weiteren Lebensweg. Wenn dir das Buch gefallen hat, kannst du sehr gerne eine Rezension auf Amazon hinterlassen. Auch wenn dir etwas nicht gefallen hat, freue ich mich über deine ehrlichen Worte.
Ein rundum glückliches und zufriedenes Leben wünscht dir

Jutta Martin

Impressum

Kontakt: Jutta Martin, Carmenstr. 3, 14542 Werder
jutta1martin@gmail.com

Für die Fotos bedanke ich mich bei fotolia.com
Meine Autorenseite:
https://www.amazon.de/Jutta-Martin/e/B00CS8XL0I/

Haftungsausschluss

Der Inhalt dieses Buches wurde sorgfältig recherchiert und zusammengetragen und stellt die persönlichen Meinungen und Ideen der Autorin dar. Es wird jedoch keine Gewähr für die Aktualität, Korrektheit, Vollständigkeit und Qualität der bereitgestellten Informationen durch die Autorin übernommen.
Die folgenden Informationen sind weder von einem Arzt oder Wissenschaftler noch Rechtsanwalt geschrieben. Hilfreiches und informatives Wissen soll mit diesem E-Book vermittelt werden.
Die Autorin möchte Euch, liebe Leserinnen und Leser, ausdrücklich darauf hinweisen, dass eine Erfolgsgarantie nicht gewährleistet werden kann. Haftungsansprüche gegen die Autorin für Schäden materieller oder ideeller Art, die durch die Nutzung oder Nichtnutzung der Informationen verursacht wurden, sind grundsätzlich ausgeschlossen.
Für die aus diesem Buch resultierenden Ideen und Aktionen trägt jeder alleine für sich die Verantwortung.

Links

Das vorliegende E-Book enthält Links zu externen Webseiten Dritter, auf deren Inhalte die Autorin keinen Einfluss hat.
Für den Inhalt der verlinkten Seiten ist immer der jeweilige Anbieter oder Betreiber der Seiten verantwortlich.

Bilderquellen

© byheaven	de.fotolia.com
© Dmytro Panchenko	de.fotolia.com
© Elnur	de.fotolia.com

Buch- und Kursempfehlungen:

"Nicht glauben, ausprobieren!: Vom Burnout zum Traumberuf"
Buch von Stephan Wiesner, erhältlich unter
https://amzn.to/2MYS8zo

"Formel 7 - Die 7 Schlüssel zu wahrem Reichtum"
Videokurs von Wolfram Andes
http://bit.ly/2Nv62X6

"Gedanken sind Wirklichkeit"
E-Book und Hörbuch von Wolfram Andes
http://bit.ly/2wsbMud

"Andes-Erfolgs-Coaching"
10-wöchiges E-Mail-Coaching
E-Book "Wissenschaft des Reichwerdens"
Tägliche Affirmation als Download
8 weitere Videobotschaften von Wolfram Andes
http://bit.ly/2wyUs5J

Printed in Poland
by Amazon Fulfillment
Poland Sp. z o.o., Wrocław

36537461R00047